BEI GRIN MACHT SICH IHR WISSEN BEZAHLT

AF151152

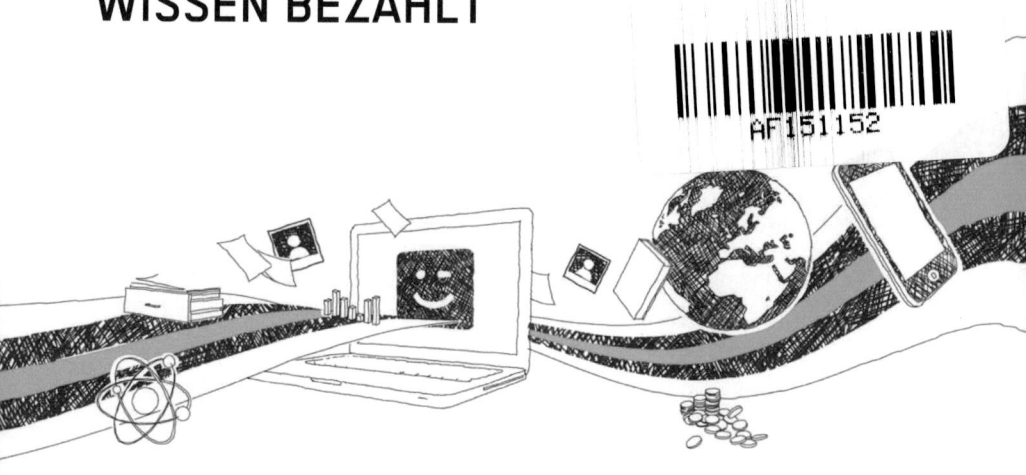

- Wir veröffentlichen Ihre Hausarbeit,
  Bachelor- und Masterarbeit

- Ihr eigenes eBook und Buch -
  weltweit in allen wichtigen Shops

- Verdienen Sie an jedem Verkauf

Jetzt bei www.GRIN.com hochladen
und kostenlos publizieren

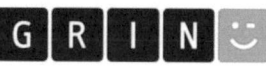

Bibliografische Information der Deutschen Nationalbibliothek:

Die Deutsche Bibliothek verzeichnet diese Publikation in der Deutschen National-
bibliografie; detaillierte bibliografische Daten sind im Internet über http://dnb.d-
nb.de/ abrufbar.

Dieses Werk sowie alle darin enthaltenen einzelnen Beiträge und Abbildungen
sind urheberrechtlich geschützt. Jede Verwertung, die nicht ausdrücklich vom
Urheberrechtsschutz zugelassen ist, bedarf der vorherigen Zustimmung des Verla-
ges. Das gilt insbesondere für Vervielfältigungen, Bearbeitungen, Übersetzungen,
Mikroverfilmungen, Auswertungen durch Datenbanken und für die Einspeicherung
und Verarbeitung in elektronische Systeme. Alle Rechte, auch die des auszugsweisen
Nachdrucks, der fotomechanischen Wiedergabe (einschließlich Mikrokopie) sowie
der Auswertung durch Datenbanken oder ähnliche Einrichtungen, vorbehalten.

Impressum:

Copyright © 2012 GRIN Verlag, Open Publishing GmbH
Druck und Bindung: Books on Demand GmbH, Norderstedt Germany
ISBN: 978-3-668-02232-4

Dieses Buch bei GRIN:

http://www.grin.com/de/e-book/303798/das-gkv-versorgungsstrukturgesetz-und-
seine-auswirkungen-auf-die-strukturierten

Jae Hyong Sorgenfrei

Das GKV-Versorgungsstrukturgesetz und seine Auswirkungen auf die strukturierten Behandlungsprogramme

GRIN Verlag

GRIN - Your knowledge has value

Der GRIN Verlag publiziert seit 1998 wissenschaftliche Arbeiten von Studenten, Hochschullehrern und anderen Akademikern als eBook und gedrucktes Buch. Die Verlagswebsite www.grin.com ist die ideale Plattform zur Veröffentlichung von Hausarbeiten, Abschlussarbeiten, wissenschaftlichen Aufsätzen, Dissertationen und Fachbüchern.

Besuchen Sie uns im Internet:

http://www.grin.com/

http://www.facebook.com/grincom

http://www.twitter.com/grin_com

Auswirkungen des GKV-Versorgungsstrukturgesetzes (GKV-VStG) auf die strukturierten Behandlungsprogramme (DMP)

verfasst von

Dr. Jae Hyong Sorgenfrei

2012

Gliederung

1 Ziel der Arbeit

Am 1. Januar 2012 ist das neue Gesetz zur Verbesserung der Versorgungsstrukturen in der gesetzlichen Krankenversicherung (GKV-Versorgungsstrukturgesetz – GKV-VStG) in Kraft getreten. Im Rahmen dieser strukturellen Reformen steht u. a. die Neustrukturierung der ärztlichen Versorgung im niedergelassenen und stationären Bereich im Vordergrund. In der vorliegenden Arbeit sollen die Auswirkungen des Gesetzes auf die Disease Management Programme (DMP) untersucht und deren Bedeutung bewertet werden.

2 Einleitung

2.1 Disease-Management Programme (DMP)

Disease-Management Programme nach § 137f SGB V sind strukturierte Behandlungsprogramme für Versicherte mit bestimmten chronischen Krankheiten. Vorrangiges Ziel ist die Verbesserung der Qualität der medizinischen Versorgung dieser Menschen durch ein längerfristig ausgerichtetes sektoren-, institutionen- und disziplinenübergreifendes Gesamtkonzept unter Anwendung der evidenzbasierten Medizin. Folgeschäden und Komplikationen chronischer Krankheiten sollen dadurch vermieden und eine bedarfsgerechte und wirtschaftliche Versorgung sichergestellt werden. Nach § 137f Abs. 2 Satz 2 Nr. 1 SGB V n.F. richten sich die Anforderungen der DMP nach dem aktuellen Stand der medizinischen Wissenschaft unter Berücksichtigung von evidenzbasierten Leitlinien oder nach der jeweils besten verfügbaren Evidenz sowie unter Berücksichtigung des jeweiligen Versorgungssektors. Bislang wurden für sechs chronische Krankheiten strukturierte Behandlungsprogramme entwickelt und zugelassen. Diese umfassen derzeit: Diabetes mellitus Typ 1, Diabetes mellitus Typ 2, Koronare Herzkrankheit (KHK) mit Modul Herzinsuffizienz, Asthma bronchiale, chronisch obstruktive Lungenerkrankung (COPD) und Brustkrebs. Die Anforderungen zu den DMP beziehen sich dabei u. a. auf Diagnostik, Therapie, Kooperation der Versorgungssektoren, qualitätssichernde Maßnahmen und Schulungen der Versicherten.

2.2 Gesetzliche Grundlagen der DMP

Die DMP wurden im Jahre 2002 mit dem „Gesetz zur Reform des Risikostrukturausgleichs in der gesetzlichen Krankenversicherung" eingeführt, um insbesondere der großen gesundheitsökonomischen Bedeutung der chronischen Krankheiten besser Rechnung tragen zu können. Die gesetzlichen Grundlagen für die strukturierten Behandlungsprogramme bilden der § 137f SGB V „Strukturierte Behandlungsprogramme bei chronischen Krankheiten" und der § 137g SGB V „Zuslassung strukturierter Behandlungsprogramme" sowie der § 91 SGB V „Gemeinsamer Bundesausschuss" und § 92 SGB V „Richtlinien des Gemeinsamen Bundesausschusses". Darüber hinaus stellen die §§ 28d, 28f und 28h RSAV, die die Anforderungen an die Zulassung der DMP nach § 137f SGB V regeln sowie der § 38 RSAV, der die Zuweisung aus dem Gesundheitsfonds (Risikostrukturausgleich) regelt, weitere gesetzliche Grundlagen dar.

Das Bundesversicherungsamt (BVA) ist nach §137g SGB V für die Zulassung der DMP der jeweiligen Krankenkassen zuständig. Im November 2011 waren insgesamt 10.915 Programme zugelassen, in denen insgesamt knapp sechs Millionen Versicherte in einem oder mehreren DMP eingeschrieben waren[i]. Träger und Anbieter der DMP sind die gesetzlichen Krankenkassen.

3 Änderungen der Regelungen zu den DMP durch das GKV-VStG

3.1 Regelungskompetenz des G-BA

Der Gemeinsame Bundesausschuss (G-BA) erarbeitete bis 31.12.2011 die medizinisch-inhaltlichen Anforderungen und die Anforderungen an die Dokumentationen der DMP und empfahl sie dem Bundesministerium für Gesundheit (BMG) zur Festlegung in einer Rechtsverordnung. Auf der Grundlage dieser Empfehlungen erließ das BMG entsprechende Rechtsverordnungen, die in den Anlagen der Risikostruktur-Ausgleichsverordnung (RSAV) verankert waren.

Durch das neue GKV-Versorgungsstrukturgesetz wurde die Regelungs- und Richtlinienkompetenz für die Inhalte und die konkrete Ausgestaltung der DMP vom BMG (Rechtsverordnung) auf den G-BA (Richtlinien) übertragen. Nach § 137f Abs. 2 Satz 1 n. F. erlässt der G-BA Richtlinien zu den Anforderungen an die Ausgestaltung von DMP. Dabei haben die Richtlinien des G-BA den Charakter untergesetzlicher Normen mit unmittelbarer Verbindlichkeit für die betreffenden Akteure im Gesundheitswesen. Nach § 137f Abs. 1 n.F. legt der G-BA im Rahmen der Regelungskompetenz auch geeignete chronische Krankheiten fest, für die strukturierte Behandlungsprogramme entwickelt werden sollen. Die neuen Kompetenzen G-BA führen zu einer Stärkung seiner Eigenverantwortlichkeit.

Durch diese neuen Regelungen wird das Verfahren vereinfacht, da das auf der Grundlage der Empfehlungen des G-BA durchzuführende Rechtsverordnungsverfahren künftig entfällt. Die Umsetzung der DMP in der Versorgungpraxis wird flexibilisiert und beschleunigt, da notwendige Änderungen der Inhalte beispielsweise aufgrund veränderter medizinischer Evidenz relativ kurzfristig angepasst werden können. Der Zeitabschnitt zwischen der bisherigen Empfehlung der Anforderungen zu den DMP und dem Inkrafttreten der RSAV fällt zukünftig weg. Bei einer Nicht-Beanstandung eines G-BA-Richtlinienbeschluss durch das BMG würde dies das Verfahren deutlich beschleunigen. Im Falle einer Beanstandung würde für eventuelle Nachbesserungen wieder zusätzlicher Zeitbedarf entstehen. Der Nettoeffekt auf den Zeitbedarf bleibt abzuwarten.

3.2 Regelmäßige Überprüfungen der DMP-Richtlinien

Nach § 137f Abs. 2 Satz 6 SGB V n.F. hat der G-BA die Inhalte zu den Anforderungen der DMP-Richtlinien in regelmäßigen Abständen zu überprüfen und ggf. zu aktualisieren. Die bisherige Vorgabe starrer (jährlicher) Überprüfungsfristen ist mit dem § 28b der RSAV weggefallen.

Auch diese Neuregelung trägt der Übertragung der Regelungskompetenz auf den G-BA Rechnung. Sie ermöglicht einen sachgerechten und flexiblen Umgang hinsichtlich der Aktualität der medizinischen Inhalte der DMP und stärkt die Eigenverantwortlichkeit der Gemeinsamen Selbstverwaltung. Letztlich stellt diese Regelung eine Flexibilisierung und eine Anpassung an die tatsächliche Handhabung der Überprüfung der Aktualität dar, da auch vor dem Inkrafttreten des GKV-VStG die jährliche Überprüfung de facto nicht immer die gängige Praxis war.

3.3 Aktualisierte, aber noch nicht in RSAV übernommene Empfehlungen zu DMP

Unabhängig von einer Aktualisierung wurden die vor dem 31.12.2011 fertiggestellten aber vom BMG nach § 266 Abs. 7 SGB V noch nicht in die RSAV übernommenen Empfehlungen zu den DMP Brustkrebs, COPD und Asthma bronchiale mit G-BA-Beschluss vom 16.02.2012 in eine möglichst frühzeitig wirksame gemeinsame Richtlinie überführt. Dazu bedurfte es der Erarbeitung einer den neuen gesetzlichen Rahmenbedingungen entsprechenden formalen Richtlinienstruktur wie beispielsweise die formale Anpassung rechtlicher Verweise. Der Inhalt der drei DMP blieb unverändert. Anschließend wurden die Empfehlungen nach Durchführung eines Stellungnahmeverfahrens und Würdigung der Stellungnahmen in eine Richtlinie überführt. Die inhaltliche Aktualisierung dieser DMP wird der G-BA vornehmen, wenn die Berichte des Instituts für Qualität und Wirtschaftlichkeit im Gesundheitswesen (IQWiG) nach entsprechender systematischer Leitlinienrecherche vorliegen.

Die Überführung der DMP KHK einschließlich Modul Herzinsuffizienz, Diabetes mellitus Typ 1 und Diabetes mellitus Typ 2 in Richtlinien wird im Rahmen der jeweiligen Aktualisierung der Anforderungen erfolgen. Die bisherigen Begründungen zu den Anforderungen werden gleichzeitig in Tragende Gründe überführt. Die Anlagen der RSAV, die die bisherigen Regelungen zu den DMP enthalten, gelten noch solange weiter, bis die neuen DMP-Richtlinien in Kraft treten (Übergangsregelung nach § 321 SGB V n.F, s. 3.13).

3.4 Unbefristete Zulassungen der DMP

Bislang waren die DMP in der Regel auf fünf Jahre befristet zugelassen worden. Die Verlängerung der Zulassung durch das BVA erfolgte auf Basis der Evaluation (§ 137g Abs. 2 SGB V a.F.). Seit Inkrafttreten des GKV-VStG sind nach **§ 137g Abs. 1 SGB V n.F.** die DMP unbefristet zuzulassen, wenn das Programm die erforderlichen Anforderungen erfüllt.

Die Evaluation dient somit nicht mehr als Grundlage für eine verpflichtende Wiederzulassungsprüfung. Sie soll vielmehr Erkenntnisse für die Weiterentwicklung der Vorgaben an die strukturierten Behandlungsprogramme liefern. So sind beispielsweise bei zukünftigen Aktualisierungen der DMP-Richtlinien die Erkenntnisse der Evaluationen zu berücksichtigen. Die Auswertung der Evaluationsberichte erfordert einerseits einen zusätzlichen Ressourceneinsatz durch den G-BA. Die Entfristung der Zulassung der DMP führt andererseits zu einer erheblichen Verringerung des Verwaltungsaufwandes für das BVA und die Krankenkassen.

3.5 Verfahren für die Einschreibung und Dauer der Teilnahme an DMP

Nach § 137f Abs. 2 Satz 2 Nr. 3 SGB V n.F. regeln die künftigen DMP-Richtlinien des G-BA lediglich Anforderungen an die Voraussetzungen für die Einschreibung der Versicherten in ein DMP. Dies betrifft insbesondere die Anforderungen an die Diagnosestellung und sonstige medizinische Teilnahmevoraussetzungen. Anforderungen an das Verfahren der Einschreibung und die Dauer der Teilnahme an einem Programm werden weiterhin in der Rechtsverordnung nach § 266 Abs. 7 Satz 1 Nr. 3 SGB V n.F. i. V. m. § 28d der RSAV durch das BMG geregelt. Bisher hatte der G-BA dem BMG Empfehlungen auch zu diesen Regelungsgegenständen abgegeben (§ 137f Abs. 2 Satz 3 SGB V a.F.). Die DMP-Richtlinien werden keine Empfehlungen mehr dazu enthalten.

3.6 Personenbezogene DMP-Daten und ihre Aufbewahrungsfristen

Nach § 137f Abs. 2 Satz 2 Nr. 5 SGB V n.F. regeln die DMP-Richtlinien des G-BA insbesondere medizinische Anforderungen an die Dokumentation einschließlich der für die Durchführung der Programme erforderlichen personenbezogenen Daten und deren Aufbewahrungsfristen.

Der G-BA legt die zu erhebenden und zu dokumentierenden Daten fest, die u. a. der Durchführung der Evaluation dienen. Die administrativen Anforderungen an das Verfahren der Datenerhebung und -übermittlung werden wie das Verfahren der Einschreibung und die Dauer der Teilnahme am DMP (s. 3.5) weiterhin in der Rechtsverordnung nach § 266 Abs. 7 Satz 1 Nr. 3 SGB V n.F. i. V. m. dem § 28f RSAV durch das BMG geregelt, da diese Daten dem Verfahren der Zuweisungen aus dem Gesundheitsfonds nach § 38 RSAV dienen.

Die Regelungen hinsichtlich der Aufbewahrungsfristen der personenbezogenen Daten sind im Rahmen des Beratungsprozesses der Trägerorganisationen des G-BA und auf dem Wege eines Stellungnahmeverfahrens zu konsentieren, bevor eine verbindliche Master-Richtlinie für alle DMP erlassen werden kann. Die künftigen DMP-Richtlinien werden die vom G-BA zu treffenden Vorgaben zu den personenbezogenen Daten enthalten.

3.7 Stellungnahmeverfahren

3.7.1 Einbeziehung des BfDI in Stellungnahmeverfahren zu DMP

Beschlüsse und Richtlinien des G-BA regeln zunehmend personenbezogene Daten bezüglich ihrer Erhebung, Verarbeitung und Nutzung. Daher ist zur frühzeitigen Berücksichtigung datenschutzrechtlicher Aspekte nach **§ 91 Abs. 5a SGB V n.F.** der Bundesbeauftragte für Datenschutz und Informationsfreiheit (BfDI) in das Stellungnahmeverfahren einzubeziehen.

Dies betrifft künftig auch DMP-Richtlinien sowohl bei Neuerstellungen als auch Aktualisierungen der entsprechenden Anforderungen. Diese Regelung hat die Durchführung eines erweiterten Stellungnahmeverfahrens und Würdigung einer weiteren Stellungnahme sowie ggf. Durchführung einer weiteren mündlichen Anhörung zur Folge. Die Stellungnahme des BfDI ist entsprechend zu berücksichtigen. Abweichungen von den Empfehlungen des BfDI müssen in den Tragenden Gründen nachvollziehbar begründet werden.

3.7.2 Zusätzlich mündliche Stellungnahmen

Nach **§ 91 Abs. 9 SGB V n. F.** muss stellungnahmeberechtigten Organisationen, die eine schriftliche Stellungnahme einreichen, die Gelegenheit zur zusätzlichen mündlichen Stellungnahme eingeräumt werden.

Mit dieser Regelung soll die Transparenz und die Beteiligungsmöglichkeiten für diese Organisationen bei der Entscheidungsfindung im G-BA weiter erhöht und der fachliche Austausch erleichtert werden. Dadurch wird insgesamt auch die Akzeptanz der Entscheidungen des G-BA gesteigert. Diese Regelung betrifft auch Stellungnahmeverfahren bei allen formalen und inhaltlichen Änderungen, Aktualisierungen und Neuerstellung von DMP-Richtlinien. Die genannten Vorteile dieser Regelung werden bei derzeit ca. zehn stellungnahmeberechtigten Organisationen durch einen erheblichen Mehraufwand für das Stellungnahmeverfahren einschließlich Dokumentation der Stellungnahmen und deren Würdigung erkauft.

3.7.3 Stellungnahmerecht für BVA und wissenschaftliche Fachgesellschaften

Nach **§ 137f Abs. 2 Satz 5 SGB V n.F.** erhalten gemäß einer Beschlussempfehlung des Ausschusses für Gesundheit (14. Ausschuss) neben den bisher stellungnahmeberechtigten Organisationen auch das BVA und jeweils einschlägige wissenschaftliche Fachgesellschaften ein Stellungnahmerecht. In der Gesetzesbegründung heißt es dazu: „...Dem Bundesversicherungsamt als der für die Zulassung der Programme nach § 137g SGB V zuständigen Behörde wurde bisher im Rahmen der Anhörung zur Umsetzung der G-BA-Empfehlungen vom verordnungsgebenden Bundesministerium für Gesundheit Gelegenheit zur Stellungnahme gegeben. Als Folgeänderung der Übertragung der Regelungskompetenzen auf den G-BA erhält das Bundesversicherungsamt nun stattdessen unmittelbar beim G-BA die Gelegenheit zur Stellungnahme. Gleiches gilt für die jeweils einschlägigen wissenschaftlichen Fachgesellschaften".

Mit dieser Regelung wird dem BVA Gelegenheit gegeben, seine Expertise bei der Neuerstellung und Aktualisierung von DMP einfließen zu lassen. Ein Unterschied zur bisherigen Regelung ist, dass im Zuge der Übertragung der Richtlinienkompetenz auf den G-BA der Adressat der Stellungnahmen nicht mehr das BMG, sondern der G-BA selbst ist, was den inhaltlichen Austausch mit dem BVA erleichtern könnte. Ein weiterer Unterschied zur bisherigen Regelung ist, dass Stellungnahmen den Adressaten (G-BA) vor dem Richtlinienbeschluss erreichen, so dass sie ggf. noch berücksichtigt werden können. Dieser ganze Sachverhalt betrifft in gleicher Weise auch die einschlägigen wissenschaftlichen Fachgesellschaften. Die Erweiterung des Kreises der Stellungnahmeberechtigten führt jedoch zu einer erheblichen Zunahme des Ressourcenaufwands bei der inhaltlichen Formulierung der DMP-Richtlinien.

3.8 Evaluation der DMP

Nach **§ 137f Abs. 2 Satz 2 Nr. 6 SGB V n.F.** werden die Vorgaben zu den Inhalten, methodischen Kriterien und Zielen der DMP- Evaluation, d. h. Analyse und Bewertung der Auswirkungen der DMP auf die Versorgung, ausschließlich vom G-BA getroffen.

Dadurch wird eine flexible und eigenverantwortliche Ausgestaltung der Evaluation entsprechend den medizinischen Erfordernissen ermöglicht. Als Folge der Übertragung der Regelungskompetenz auf den G-BA werden die Anforderungen des § 28g der RSAV a.F., nach denen bisher das Bundesversicherungsamt Vorgaben zur Evaluation der DMP gemacht hat, um unterschiedliche DMP diagnosebezogen vergleichbar zu machen, aufgehoben. Bis zur Regelung der Vorgaben zur Evaluation in den DMP-Richtlinien gilt § 28g RSAV a.F. weiter (Übergangsregelung nach § 321 SGB V n.F., s. 3.13).

Da der G-BA die zu erhebenden und zu dokumentierenden Daten nach § 137f Abs. 2 Satz 2 Nr. 5 SGB V n.F. u. a. zum Zweck der Durchführung einer Evaluation festlegt (s. 3.6), ist es sinnvoll, dass er gleichzeitig auch die Vorgaben zu den Inhalten und methodischen Kriterien für die Evaluation macht.

Die DMP-Richtlinien werden künftig ein entsprechendes Modul „Evaluation" mit den entsprechenden Vorgaben beinhalten. Dabei ist eine einheitliche Mastervorgabe für alle DMP wie bei den Aufbewahrungsfristen der personenbezogenen Daten (s. 3.6) oder alternativ ein individuelles Modul je Richtlinie denkbar.

3.9 Qualitätsberichte der Krankenkassen zu DMP

Nach **§ 137f Abs. 4 n.F.** haben die Krankenkassen für jedes volle Kalenderjahr Qualitätsberichte für die DMP nach den Vorgaben der Richtlinien des G-BA zu erstellen, die dem BVA jeweils bis zum 1. Oktober des Folgejahres vorzulegen sind.

Qualitätsberichte wurden von den Krankenkassen auch bisher erstellt und veröffentlicht, so dass ein zusätzlicher Verwaltungsaufwand für sie nicht entsteht. Neu geregelt wurde lediglich, diese beim BVA zu einem festgelegten Termin vorzulegen. Bei nicht fristgerechter Vorlage hat das BVA die Möglichkeit, die Zulassung des Programms aufzuheben. Diese neue Regelung kann in gewisser Weise als ein Zugeständnis an das BVA betrachtet werden, nachdem mit dem GKV-VStG die Regelungsbefugnis der Wiederzulassung der DMP durch das BVA auf Basis der Evaluation entfallen ist. DMP-Richtlinien müssen künftig entsprechende Vorgaben zu den Qualitätsberichten der Krankenkassen enthalten.

3.10 Ärztliche Behandlungsfreiheit in DMP

Die Anforderungen nach § 137f Abs. 2 *Satz 2* SGB V n. F. schränken den zur Erfüllung des ärztlichen Behandlungsauftrages im Einzelfall erforderlichen ärztlichen Behandlungsspielraum nicht ein, soweit sie Inhalte der ärztlichen Therapie betreffen (**§ 137f Abs. 2 Satz 3 SGB V n. F.**).

Das ist eine Klarstellung, dass wie bisher in den DMP auch zukünftig der ärztliche Behandlungsspielraum nicht eingeschränkt wird, soweit sich die Anforderungen an die DMP auf Inhalte der ärztlichen Therapie beziehen. Dies bedeutet weiterhin eine Stärkung der ärztlichen Behandlungsfreiheit innerhalb der DMP. Diese Klarstellung ist auch künftig in den DMP-Richtlinien zu beachten.

3.11 DMP durch Krankenhäuser

Die ambulante Behandlung durch Krankenhäuser im Rahmen von strukturierten Behandlungsprogrammen wird seit dem 01.01.2012 durch den neuen **Absatz 7 des § 137f SGB V n.F.** geregelt. Dieser Absatz entspricht dem bisherigen § 116b Absatz 1 SGB V, der lediglich in den § 137f verschoben wurde. Eine inhaltliche Änderung der Regelung ist nicht eingetreten. Es handelt sich um eine Folgeänderung aus der Neufassung des bisherigen § 116b, der die ambulante spezialfachärztliche Versorgung im Krankenhaus regelt.

3.12 Bürokratiekosten

Nach **§ 91 Abs. 10 SGB V n. F.** ermittelt der G-BA die bei seinen Beschlüssen zu erwartenden Bürokratiekosten im Sinne des § 2 Absatz 2 und nach der Methodik nach § 2 Absatz 3 (Standardkostenmodell) des Gesetzes zur Einsetzung eines Nationalen Normenkontrollrats (NKR) und stellt diese in der Begründung des jeweiligen Beschlusses nachvollziehbar dar.

Diese Regelung betrifft auch die Beschlüsse zu den DMP-Richtlinien. Die nach dem Standardkostenmodell ermittelten Bürokratiekosten sind nachvollziehbar in den Tragenden Gründen nach § 94 Absatz 2 SGB V zu den Richtlinienbeschlüssen darzulegen und dem BMG nach § 94 SGB V zusammen mit dem Richtlinienbeschluss zur Prüfung vorzulegen.

Inwieweit dieses Verfahren insgesamt zu einem Bürokratieabbau führen wird, bleibt abzuwarten. Mit dem Wegfall des relativ aufwendigen Rechtsverordnungsverfahrens und infolge der mit dem GKV-VStG dem G-BA übertragenen Richtlinienkompetenz könnte ein Beitrag zu einem effizienteren Verfahren gefunden worden sein als es bislang der Fall war.

3.13 Übergangsregelung

Der **neue § 321 SGB V n.F.** enthält eine Übergangsregelung zur Fortgeltung der bisher in der RSAV geregelten Anforderungen an die Zulassung von strukturierten

Behandlungsprogrammen nach § 137g Abs. 1 SGB V bis der G-BA von seiner Regelungskompetenz nach § 137f Abs. 2 SGB V Gebrauch gemacht hat. Die Anlagen der RSAV, in denen die DMP bisher verankert waren, gelten bis zum Inkrafttreten der DMP-Richtlinien weiter. Im Rahmen der Übergangsregelung werden alle Anlagen nach und nach aufgehoben und durch DMP-Richtlinien ersetzt. Die Aufhebung der Anlagen der RSAV folgt aus der Übertragung der Regelungskompetenz auf den G-BA.

4 Zusammenfassung

Das am 1. Januar 2012 in Kraft getretene GKV-Versorgungsstrukturgesetz hat zu vielfältigen Änderungen im Regelungsbereich der strukturierten Behandlungsprogramme nach § 137f SGB V geführt: Der Gesetzgeber hat die Regelungs- und Richtlinienkompetenz vom BMG auf den G-BA übertragen. Die DMP werden künftig als Richtlinien des G-BA erlassen. Dadurch ist nicht nur bei Neuerstellung von DMP-Richtlinien eine Beschleunigung des Regelungsverfahrens und der Umsetzung in der Versorgungspraxis zu erwarten. Auch notwendige Aktualisierungen und Anpassungen der Inhalte bereits bestehender DMP an kurzfristige Änderungen beispielsweise der medizinischen Evidenz sind leichter möglich. Die neue Regelungskompetenz des G-BA erstreckt sich auf alle wesentlichen Anforderungen an die konkrete Ausgestaltung der DMP (z. B. personenbezogenen Daten, Evaluation der DMP, Qualitätsberichte der Krankenkassen). Dies führt zu einer Stärkung der Eigenverantwortlichkeit der Gemeinsamen Selbstverwaltung auf Bundesebene. Das Stellungnahmeverfahren wurde durch die Erweiterung des Kreises der Stellungnahmeberechtigten und die Möglichkeit mündlicher Stellungnahmen an die neuen gesetzlichen Rahmenbedingungen und Vorgaben des GKV-VStG angepasst.

5 Ausblick

Das GKV-Versorgungsstrukturgesetz hat im Regelungs- und Versorgungsbereich der Disease Management Programme nach § 137f SGB V Kompetenzen, Zuständigkeiten und Verfahrensweisen substanziell geändert. Ob und inwieweit die oben dargelegten Neuregelungen in ihrer Handhabung und Umsetzung eine tatsächliche Verbesserung und Erleichterung für die beteiligten Akteure wie die Trägerorganisationen des G-BA, die Krankenkassen, das BVA und nicht zuletzt auch für die Leistungserbringer bringen wird, bleibt abzuwarten. Offen bleibt abschließend auch die Frage, ob und inwieweit aus den Gesetzesänderungen mittelbar eine Verbesserung der Versorgungspraxis für die am DMP teilnehmenden Patienten selbst resultieren wird.

◆

6 Quellenangabe

In der vorliegenden Arbeit wird der Gesetzentwurf der Bundesregierung vom 05.09.2011 (Drucksache 17/6906[ii]) und die Beschlussempfehlung und Bericht des Ausschusses für Gesundheit (14. Ausschuss) vom 30.11.2011 (Drucksache 17/8005[iii]) als Informationsgrundlage verwendet und darauf Bezug genommen sowie ggf. daraus zitiert. Die gesetzliche Grundlage bildet das Fünfte Buch des Sozialgesetzbuches nach der neuen Fassung (SGB V n.F.[iv]) und die Risikostruktur-Ausgleichsverordnung (RSAV[v]).

7 Literatur-/Quellenverzeichnis

[i] (http://www.bundesversicherungsamt.de/cln_108/nn_1046154/DE/DMP/dmp__inhalt.html

[ii] http://dipbt.bundestag.de/dip21/btd/17/069/1706906.pdf

[iii] http://dipbt.bundestag.de/dip21/btd/17/080/1708005.pdf

[iv] http://www.gesetze-im-internet.de/sgb_5/__137f.html

[v] http://www.gesetze-im-internet.de/rsav/

BEI GRIN MACHT SICH IHR
WISSEN BEZAHLT

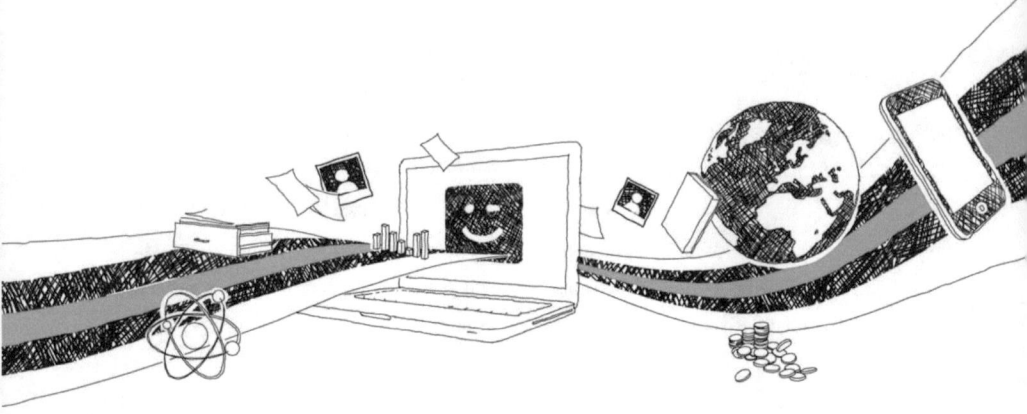

- Wir veröffentlichen Ihre Hausarbeit,
  Bachelor- und Masterarbeit

- Ihr eigenes eBook und Buch -
  weltweit in allen wichtigen Shops

- Verdienen Sie an jedem Verkauf

Jetzt bei www.GRIN.com hochladen
und kostenlos publizieren

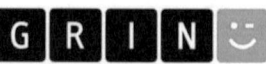